Publications de l'Union Médicale, des 13, 15 et 24 Novembre 1855.

Lettre à Monsieur Louis

SUR LE

TRAITEMENT DE LA DIPHTHÉRITE

OU ANGINE COUENNEUSE

PAR LE CAUTÈRE-MAYOR.

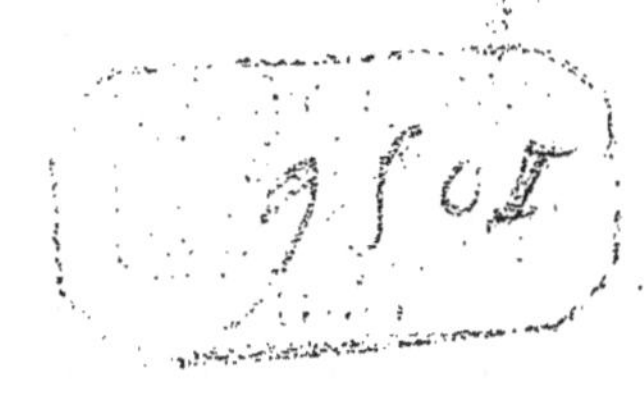

Très cher et très vénéré maître,

La mort vient de nous enlever, au milieu de ses importans travaux, à vous un disciple fervent, dévoué, chéri, à moi un ami de vieille date, à la science un homme d'étude, un consciencieux et fécond observateur. M. Valleix marchait d'un pas ferme, prudent et mesuré dans la voie que vous nous avez tracée à tous. C'est l'angine couenneuse qui nous a ravi ce confrère de si regrettable mémoire, et la catastrophe qui l'a emporté m'a donné un remords, celui de n'avoir point, depuis un an, signalé un nouveau moyen d'attaquer avec succès le mal égyptiac. Si j'avais été moins négligent, *peut-être* eût-il été possible d'employer, chez le médecin éminent qui vient de succomber, un système de médication qui nous aurait conservé, je me le figure, celui dont nous déplorons amèrement la perte prématurée.

Cette fatale circonstance et ces regrets m'invitent à vous adresser non un mémoire, non des observations détaillées comme vous les exigez, avec tant de raison, mais une simple lettre, espérant que vous la lirez avec votre bienveillance et votre amitié habituelles pour moi.

Si les faits sommaires que j'apporte, les données que je m'honore de vous soumettre, vous paraissent avoir quelque importance, je serais heureux de les produire sous votre patronage, et alors je vous prierais de vouloir bien adresser ma lettre à Monsieur le rédacteur en chef de l'UNION MÉDICALE, qui l'attend, et qui s'empressera, je l'espère, de l'accueillir.

Depuis plusieurs années, Paris est désolé par la diphthérite qui renouvelle souvent ses attaques et qui, après avoir tué un grand nombre d'enfans, peut malheureusement aussi empoisonner les médecins qui les soignent : nous ne le savons que trop par la fin déplorable de MM. Blache fils et Valleix. Il y aura, je le crains, des occasions prochaines d'expérimenter les moyens que je préconise ; je ne doute pas que, dans des mains habiles, ceux-ci ne donnent de très beaux résultats et ne constituent une thérapeutique pleine d'avenir et d'espérances.

J'entre en matière.

M. le docteur Valentin, chirurgien de l'hôpital de Vitry-le-Français, vient de publier, dans le numéro du mardi, 4 septembre 1855, de l'UNION MÉDICALE, une note extrêmement intéressante sur le traitement de l'angine couenneuse par le fer rouge. Il fut porté à l'emploi de ce moyen énergique, par l'inefficacité presque absolue de tous ceux que ses confrères avaient mis en usage pour combattre une affection d'autant funeste qu'elle était dominée par une constitution épidémique. En effet, il est d'observation que les affections sporadiques n'ont pas, d'ordinaire, le cachet de malignité qu'on rencontre dans les maladies populaires ou générales. C'est dans des conditions semblables à celles où s'est trouvé le médecin de Vitry que, comme lui, nous avons été conduit à imaginer un moyen de cautérisation qui se rapproche beaucoup du sien, qui repose sur les mêmes principes physiologiques et thérapeutiques, et nous nous hâtons de le dire, qui nous a donné les mêmes résultats, à savoir la guérison de presque tous nos malades. Nous n'avons pas une si nombreuse série de faits à invoquer en témoignage que M. le docteur Valentin ; mais on comprendra facilement que, si le procédé que nous avons institué l'un et l'autre est au fond identique et ne diffère que dans la forme, nos observations comme nos moyens curatifs se confirment les uns les autres, et viennent se produire avec une certaine valeur devant la médecine pratique, seule bon juge en pareille matière.

Pendant le cours de l'année dernière, la ville de Saint-Pol et quelques villages des environs, présentèrent un grand nombre d'affections de mauvais caractère qui sévirent particulièrement sur les enfans. D'abord, ce fut la gangrène de la bouche qui frappa beaucoup de victimes et tua presque tous ceux qu'elle atteignit ; puis ce fut le croup avec sa formidable mortalité ; une autre fois, la stomatite ulcéreuse, des aphthes ; enfin à l'automne se montrèrent des cas nombreux de diphthérite qui tous, sans exception ou à très peu près, furent suivis de mort. La maladie avait une marche insidieuse qu'a si bien décrite et dénoncée M. Bretonneau. Le mal de gorge survenait sans que les enfans s'en plaignissent, quand ils étaient en âge de se faire comprendre, et, chez les plus jeunes, sans qu'ils révélassent son existence par un embarras marqué de la voix et de la déglutition. L'engorgement des ganglions cervicaux était, mais pas toujours, le signal des inquiétudes ; le médecin était alors ordinairement appelé, hélas ! il constatait le plus souvent des désordres considérables dans le pharynx. Ces désordres plus ou moins étendus, suivant l'âge de la maladie, consistaient soit en des plaques d'un gris sale sur les tonsilles, sur les piliers antérieurs ou postérieurs du voile du palais, envahissant par fois toute l'arrière-bouche, adhérentes et tapissant chez quelques sujets la paroi postérieure du pharynx au delà même du point le plus reculé accessible au regard. Dans les cas les plus sérieux, c'était comme une sorte de putrilage, assez semblable à la pourriture d'hôpital ; une odeur gangréneuse s'y mêlait souvent, et plusieurs fois les fosses nasales étaient envahies, soit primitivement, soit consécutivement. En même temps, mais néanmoins pas toujours, les glandes sous-maxillaires, ainsi que nous l'avons déjà dit, prenaient un développement notable et quelquefois extraordinaire. Il n'y avait que peu ou point de toux, la déglutition était peu ou point gênée, la langue saburrale, le pouls singulièrement accéléré, ample ou déprimé, selon la date des accidens, les voies digestives n'offraient rien de remarquable, l'intelligence demeurait intacte, mais les phénomènes marchant toujours, la figure devenait plus ou moins vultueuse, la coloration des joues plus ou moins violacée, les yeux larmoyans et sans regard, la prostration se manifestait au milieu d'une sorte de somnolence, puis la respiration devenait haletante, inégale, très pénible, souvent rude, et l'asphyxie survenait au bout d'un temps variable, mais généralement assez rapide : chez certains sujets, une toux croupale se faisait entendre à de rares intervalles dans les dernières heures de cette scène funèbre.

Le caractère fatal de cette terrible affection ne doit d'ailleurs laisser aucun doute dans l'esprit, relativement à la nature du mal de gorge, c'était manifestement une angine couenneuse.

Vingt à vingt-cinq sujets succombèrent en peu de temps, c'est-à-dire, à deux ou trois exceptions près, tous ceux qui furent atteints de la maladie, et cependant la thérapeutique de mes confrères et la mienne étaient loin d'être inactives. Les saignées générales ou locales n'étaient pas suivies de bons résultats ; au contraire, la marche des accidens a paru plusieurs fois s'en accélérer. Les cautérisations avec l'acide chlorhydrique pur ou dilué, avec le nitrate d'argent, avec l'azotate acide de mercure, les applications directes d'alun en poudre et de calomel échouèrent. Les vomitifs, les purgatifs, les vésicatoires, les sinapismes, les bains prolongés, les boissons très abondantes, suivant les recommandations de M. Piorry, dans le but de diminuer la plasticité du sang et l'adhérence des pseudo-membranes, tout fut sans succès. C'est alors que, de guerre lasse, et après avoir essuyé de constans échecs, à un ou deux cas légers près, malgré une thérapeutique activement militante et fortement combinée, ce fut alors, disais-je, que, désespéré de l'inutilité de mes efforts, je cherchai une médication qui pût avoir quelque chance d'efficacité.

Une nuit de décembre, travaillé par cette pensée, qui ne me laissait pas dormir, préoccupé fortement des terreurs ou du désespoir des mères de famille, une idée sillonna mon esprit d'une illumination soudaine, le cautère actuel m'offrait sa dernière et terrible ressource ! Mais je fus arrêté à l'instant par des considérations qui me firent abandonner l'espoir qui

m'avait un instant souri. Voici les inconvéniens que je repro-
chais à l'application du fer rouge. Le rayonnement extrême et
l'application du cautère rougi à blanc au fond de la gorge, ont
pour effet instantané de mettre en ébullition tous les liquides
du pharynx et de produire des vapeurs brûlantes qui se
répandent dans toute la bouche et dans les fosses nasales ; la
déglutition et l'inspiration spasmodique font pénétrer dans
l'œsophage et le larynx des liquides et des gaz d'une haute
températnre. D'un autre côté, il est bien difficile de limiter
l'action du fer rouge, on risque de détruire plus de tissus qu'il
n'en faut et qu'on n'en veut détruire. Si le cautère a un certain volume, les dégâts qu'il produit sont considérables, s'il
est de faible dimension, le point touché ne comprend qu'une
surface insuffisante, ou bien il faut multiplier les applications
du feu. Enfin, ce mode de cautérisation est un sujet d'effroi
pour les malades, de terreur pour les parens, il nécessite un
appareil de forgeron qui épouvante, ce sont là des inconvéniens graves qui m'ont fait rejeter l'idée du cautère actuel.
Toutefois, les effets du calorique et la puissance substitutive de
celui-ci me revenaient constamment à la pensée ; la galvano-
caustique se présenta à mon imagination avec de séduisantes
promesses, mais je n'avais point d'appareil qui pût me servir
à cet usage et dont le jeu et l'application exigent, d'ailleurs,
une certaine expérience, lorsque, tout à coup, je songeai au
marteau-Mayor. Je fus si heureux de ce qui, pour moi, devenait une découverte, que je m'écriai comme Archimède ευρεκα !
— je l'ai trouvé !

J'avais trouvé, en effet, un moyen simple, facile, commode,
usuel, d'appliquer le calorique dans une cavité, dans la bouche, au fond de la gorge, etc., à un degré qui m'offrait toute
garantie. Je fis donc construire au plus vite, par un serrurier,

un instrument spécial consistant en une boule de fer de 2 centimètres de diamètre, parfaitement polie, puisque les corps
métalliques polis rayonnent peu, soutenue par une tige également en fer, longue de 11 centimètres environ, épaisse de 8
millimètres, solidement fixée par son extrémité dans un manche en bois. Cela fait, je saisis la première occasion qui s'offrit
à moi d'appliquer le nouveau moyen. Elle ne se fit pas atten-
dre. Je fus appelé près d'une petite fille de 6 ans qui avait
une angine couenneuse fort avancée ; c'était au cinquième
jour de la maladie. Toute l'arrière-bouche était envahie par
des fausses membranes en quelque sorte à l'état de putrilage,
l'haleine avait tout à la fois la fétidité de la gangrène et de la
pourriture d'hôpital, les ganglions cervicaux étaient fortement engorgés, le maxillaire inférieur s'écartait difficilement,
on avait une certaine peine à ouvrir la bouche. L'enfant avait
du reste les yeux injectés, ternes et sans regard, le pouls fré-
quent et déprimé, les extrémités froides. La déglutition s'opé-
rait difficilement, et une partie des boissons repassaient par le
nez.

Je fis bouillir de l'eau dans laquelle on jeta une forte poi-
gnée de sel marin, dans le but de donner au liquide une plus
haute température à l'ébullition (1). Le cautère y fut plongé
quelques minutes, la tige métallique avait été préalablement

(1)   L'eau saturée de sel de cuisine bout. . . . . . . à 109 degrés.
         —   de sel de nitre (azotate de potasse). à 115
         —   de sous-carbonate de potasse. . . à 140
L'acide nitrique ou azotique. . . . . à 120
L'acide sulfurique. . . . . à 310
L'huile de térébenthine. . . . . à 273
L'huile de lin. . . . . à 316

d'où il résulte qu'il est facile de graduer la quantité de calorique dont on voudrait
charger le cautère, si l'on trouvait insuffisante la cautérisation à 100-109 degrés ;
seulement, si l'on se servait des acides, l'instrument devrait être en platine.

garnie par enroulement jusqu'à son extrémité, faisant corps avec la boule terminale, d'un très gros fil de laine, comme corps isolant, pour éviter la brûlure des lèvres, des joues, et ménager la denture. Avec une large spatule en bois dur — mauvais conducteur — que j'avais fait faire exprès carrée, coudée, un peu creusée dans sa partie longitudinale supérieure, cannelée en travers à sa partie inférieure pour mieux maintenir la langue, j'abaissai fortement la base de cet organe mobile, et, saisissant de la main droite l'instrument resté jusque-là dans l'eau bouillante, je l'essuyai très rapidement sur du vieux linge préparé à cet effet, je le plongeai au fond de la bouche, en suivant la rigole de ma spatule, et l'y maintiens environ quatre à cinq secondes, en appuyant son extrémité globulaire alternativement à droite et à gauche et la faisant rouler par un mouvement de rotation imprimé à son manche. Je le ramenai au dehors tout garni de plaques diphthéritiques un peu ensanglantées.

La malade qui criait beaucoup avant l'opération, au moment des manœuvres qui avaient pour but de lui ouvrir la bouche et d'introduire la spatule, ne poussa aucun cri pendant sa durée, mais immédiatement après elle rendit, par expuition, une masse de détritus, et vomit presque aussitôt des matières pultacées de mauvaise odeur mêlées à des liquides, à un peu de bile et à du sang provenant du pharynx.

Quelques minutes plus tard, je fis boire la petite fille, et la déglutition s'opéra avec beaucoup plus de facilité.

Les accidens se calmèrent. Dès le lendemain, on pouvait constater une amélioration notable, la gorge prenait un meilleur aspect, en ce sens que le désordre parut se limiter, à en juger par un liseré rouge, aux limites des plaques cautérisées, que l'haleine perdit de sa fétidité, que le facies reprit de l'expression, que la somnolence parut moins prononcée, tandis que le pouls, moins déprimé, vibrait à la manière d'une réaction franche. Mais la négligence de la mère — c'étaient de fort pauvres gens — et une imprudence impardonnable — on avait profité de ce que l'enfant avalait mieux pour le gorger d'alimens, de pommes de terre et d'oignons cuits, dont l'exploration du pharynx provoqua le vomissement — ces circonstances désolantes entraînèrent de nouveaux accidens, entre autres un mouvement fébrile extrême, un assoupissement profond, et la malade succomba trois jours après l'opération.

Ce fait malheureux fut loin de me décourager : l'amélioration réelle survenue à la suite de la cautérisation, circonstance que je n'avais pas encore remarquée sous l'influence de tant d'autres moyens thérapeutiques, l'âge avancé de la maladie, son haut degré de gravité, tout cela me fit espérer que je réussirais peut-être dans des conditions moins défavorables.

L'occasion s'en présenta bientôt, car l'épidémie sévissait toujours.

La petite Jeanne Capron, âgée de 4 ans, fille d'un des pharmaciens de Saint-Pol, tomba malade. La sollicitude de ses parens, vivement éveillée par l'affreuse mortalité qui décimait les enfans s'alarma ; je fus mandé. Les accidens qui consistaient en de l'anorexie, un état chagrin, de la chaleur à la peau, du malaise, un peu de soif, de l'accablement, remontaient à quinze heures environ. Il y avait de la fièvre, 95 pulsations, la face était animée, les yeux brillans : l'inspection de l'arrière-bouche ne fit voir que de la rougeur et un léger gonflement des amygdales. Du reste la déglutition était à peine compromise. Des moyens adoucissans, de l'orge miellée, des pédiluves, des lavemens, des bains de vapeur, un cataplasme émollient autour du col furent prescrits. Un vomitif, l'ipécacuanha, fut aussi administré. Mais je voulais surveiller l'enfant de près, j'étais sur mes gardes. Je m'absentai néanmoins dans la journée pour les besoins de ma clientèle et je ne revins que le soir. Les parens étaient presque rassurés, la petite fille, à part un peu de somnolence, paraissait mieux, elle avalait bien, la peau n'était pas plus chaude, le pouls battait un peu moins vite. Toutefois, en explorant les régions sous-maxillaires, je remarquai le gonflement commençant des glandes cervicales : j'ouvris la bouche et je vis avec une certaine terreur les deux amygdales tapissées de fausses membranes se prolongeant vers le pharynx. Un pinceau de linge effilé ne put les détacher malgré une énergique pression. Je pris immédiatement mon parti. J'envoyai quérir mon confrère, M. Bornay, pour le prier de m'assister dans cette grave conjoncture, et lui proposer l'emploi du moyen que j'avais imaginé et le rendre témoin de ses effets. Celui-ci fut aussi vite admis que proposé, et je procédai, sans délai, à l'opération avec les précautions que nous avons mentionnées plus haut. Le résultat fut le même, l'enfant ne parut pas souffrir sensiblement, la boule du cautère ramena des fausses membranes ensanglantées et peut-être quelques débris d'épithélium, la petite fille vomit des matières aqueuses, glaireuses et pultacées. Elle but facilement ensuite et dormit un peu la nuit.

Dès le lendemain matin, en examinant la gorge, on voyait un petit liseré rose, à peine sensible, entourant et circonscrivant l'escharre en avant et en haut, mais la déglutition était devenue difficile, les tonsilles étaient considérablement tuméfiées, ainsi que leur voisinage, le voile du palais, touché par le cautère, offrait aussi des escharres. Du reste, l'haleine était pure, la respiration libre, la voix moins altérée qu'on aurait pu le penser. L'état fébrile restait le même, la chaleur de la peau assez douce et uniforme : rien du côté du cerveau. La partie sus-laryngienne du cou était à peine sensible, l'engorgement glandulaire vers les angles de la mâchoire inférieure paraissait un peu augmenté. Quelques sangsues furent appliquées à cette région dans le but de modérer les phénomènes inflammatoires, effet de la brûlure, et nous attendîmes. Le soir, le gonflement des amygdales diminuait, les ganglions cervicaux étaient un peu moins volumineux, quelques gorgées de tisane pouvaient être avalées.

Le jour suivant, dans la matinée, malgré un liseré d'élimination qui circonscrivait assez franchement, dans les parties accessibles à la vue, l'escharre ou mieux les escharres, la fièvre s'étant élevée à un haut degré (110 pulsations), et le fond de l'arrière-gorge paraissant envahi, nous pensâmes qu'il serait prudent de renouveler la cautérisation, ce qui fut fait. Mais j'y ai réfléchi bien souvent depuis : cette seconde opération, inspirée par la frayeur où nous étions de n'avoir point touché toutes les parties malades, en oubliant nous-mêmes, jusqu'à un certain point, les effets naturels de la cautérisation, cette seconde opération était inutile : c'étaient nos propres escharres que nous avions à nouveau touchées du fer brûlant.

Quoi qu'il en soit, le troisième jour, les escharres commencèrent à se détacher ; la gorge fut nettoyée tantôt avec un pinceau de toile, d'autres fois avec l'indicateur garni de gros linge ; et après cinq ou six jours, pendant lesquels une sécrétion d'abord fibrineuse, mais peu adhérente, puis pultacée, se remarquait encore, la gorge fut ramenée à d'excellentes conditions. La convalescence fut un peu longue et accompagnée d'un agacement extrême, comme d'une accélération du pouls vraiment extraordinaire — 120 pulsations en moyenne — qui ne céda qu'à l'alimentation. La petite Jeanne n'a conservé aucune trace de son affection, ni des cautérisations qu'elle a subies ; sa voix n'a rien perdu de son timbre normal ; elle a été parfaitement guérie.

Sur ces entrefaites, sa sœur aînée, âgée de 6 ans, fut prise à son tour ; elle ne fut cautérisée qu'une seule fois, guérit rapidement, et offrit le travail d'élimination des escharres d'une manière admirable. Ce cas, beaucoup plus simple, bien que parfaitement caractérisé, au point de vue du diagnostic et des accidens maladifs, nous a permis d'apprécier, en quelque sorte dans toute sa pureté, le résultat de la nouvelle pratique, et dès lors c'était pour moi une véritable conquête.

Ces faits me parurent si heureux, ce double succès m'impressionna si vivement, que je m'empressai d'en donner communication à M. le professeur Tourdes, savant médecin, praticien habile, comme chacun sait, spécialement chargé du service des enfans à l'hôpital général de Strasbourg.

Depuis et y compris la nouvelle application du nouveau mode de cautérisation, j'ai successivement traité dix-sept sujets, sur lesquels je compte onze enfans de 18 mois à 9 ans — cinq garçons et six filles — et six adultes de 14 à 28 ans, tous du sexe féminin. J'obtins quatorze succès manifestes, et j'échouai dans trois cas, dont le premier a été mentionné plus haut, et dont les deux autres vont faire l'objet de courtes réflexions. Il en est un surtout qui porte son enseignement.

Chez le premier des deux sujets dont je viens de parler, et qui succombèrent malgré la mise en pratique du nouveau moyen, la maladie datait déjà de plusieurs jours quand le fer chaud fut appliqué ; de plus, les fosses nasales étaient envahies, et l'haleine de la malade était positivement gangréneuse depuis quelques heures. Il était trop tard : la vie s'est éteinte par empoisonnement. L'enfant était âgé de 3 ans.

Chez le second malade, petit garçon de 18 mois environ,

bien que pris à temps, le mal égyptiac eut aussi une issue funeste. Mais je dois le confesser ici, je crois que ce malheur peut être attribué à une cautérisation trop puissante, réitérée deux fois coup sur coup. Dans ma pensée, l'enfant est mort de brûlure à la gorge, et des désordres qu'une manœuvre trop énergique a entraînés sur des tissus si jeunes et dans une région dont les ouvertures, surtout celles des voies respiratoires, sont si étroites. En effet, à partir du moment de l'opération, les accidens marchèrent très vite, la déglutition devint fort difficile, puis impossible, la voix prit de la raucité, et les phénomènes de l'asphyxie ne tardèrent pas à se manifester. Ce triste événement pourra servir à mettre sur leurs gardes les praticiens qui voudraient employer mon procédé de cautérisation. Je me repens aussi, je veux le dire, de n'avoir point mis en usage un instrument mieux approprié à la cavité pharyngienne d'un enfant de 18 mois.

Voilà les faits tels qu'ils se sont passés, et qui, s'appuyant sur ceux que M. Valentin vient de publier, me paraissent donner au nouveau procédé de cautérisation de la gorge une valeur positive et en démontrer l'efficacité réelle.

Bien que les explications n'aient qu'une importance très secondaire au point de vue clinique, permettez cependant, très cher et très révéré maître, que j'essaye de rendre compte du mode d'action de mon cautère-Mayor.

Quand la boule métallique est introduite dans l'arrière-bouche, le pharynx se contracte convulsivement sur elle comme sur le bol alimentaire, et toutes ses parties viennent naturellement s'y appliquer d'une manière exacte (1). La base de la

(1) Si un seul côté du fond de la bouche était plaqué de couennes diphthéritiques, et qu'on voulût ménager le voile du palais, l'amygdale du côté sain et le fond du pharynx, non encore envahis par la maladie, il serait facile d'imaginer un étui en

langue est seule garantie par la spatule en bois que nous avons décrite et dont l'extrémité antérieure légèrement incurvée touche pour ainsi dire l'épiglotte. C'est là déjà un grand avantage de la forme que nous avons donnée à notre instrument. Sous l'influence du calorique des mucosités abondantes, souvent mêlées de sang, inondent le pharynx, tout comme à la peau se forme l'ampoule de la brûlure. Cette circonstance physiologique détache les fausses membranes adhérentes lorsque celles-ci ne se collent point au cautère lui-même. L'action directe et soudaine du calorique, à plusieurs degrés au-dessus de l'eau bouillante, sur les extrémités nerveuses, sur les follicules et les cryptes, sur les sécrétions et la circulation locale des humeurs est puissamment éliminatrice et perturbatrice, elle est essentiellement substitutive. Elle peut aller même jusqu'à la désorganisation instantanée de la muqueuse et par conséquent jusqu'à la destruction locale de l'organe qui exsude la pseudo-membrane plastique. D'un autre côté, la température du cautère, qui, nous le répétons, dépasse 100 degrés, a pour effet d'anéantir sur place, dans son lieu d'élection et sur toute la surface qu'il occupe, le virus diphthéritique. Ne sait-on pas que 70 degrés Réaumur suffisent pour désinfecter et annihiler les miasmes et les virus qui souillent et contaminent le linge des malades dans les hôpitaux ? Joignez à cela les effets pathologiques qui résultent de la brûlure dans un rayon plus ou moins étendu, et vous vous expliquerez sans doute la puissance de ce moyen thérapeutique qui imprime une modification

---

bois assez mince, dans lequel on placerait le cautère, ne laissant en saillie, en dehors de cet étui, qu'un hémisphère de l'instrument, — cet avantage ne peut être acquis au fer rouge, — seulement il conviendrait de chauffer la boule à un plus haut degré. Mais il peut être utile de modifier tout le pharynx par la brûlure ; aussi n'ai-je encore rien fait dans le sens de la protection d'une partie de l'arrière-gorge contre l'action du cautère.

aussi profonde que rapide aux mouvemens organiques des tissus.

Il ne faut pas perdre de vue qu'une brûlure est maintenant la lésion du pharynx : en effet, quelques heures après l'opération, l'inflammation gonfle beaucoup les tonsilles et le voile du palais ; la déglutition plus ou moins aisée, immédiatement après l'action du cautère, devient presque toujours pénible et diffiile, parfois même impossible ; le gonflement du col et l'engorgement des glandes cervicales peut aussi se manifester, mais ces accidens se calment au bout de peu de temps ; il est possible, d'ailleurs, de les amortir par la saignée générale, par une application de sangsues aux angles de la mâchoire inférieure ; par des cataplasmes froids autour du col, très souvent renouvelés sans jamais les laisser se chauffer sur place, par des fumigations, etc. Ils s'accompagnent, du reste, d'un état de la circulation qui annonce une réaction franche de bon augure, car, si le pouls était faible et déprimé, il se relève et se soutient.

Une chose qu'il faut dire, c'est que la cautérisation ne paraît pas bien douloureuse, les adultes s'expriment d'une manière formelle à cet égard : l'inflammation qui s'ensuit fait quelquefois souffrir plus que l'opération elle-même, mais nous devons nous hâter d'ajouter que les accidens de la brûlure, dont le résultat, assez prochain, est la difficulté d'avaler, n'ont qu'une durée passagère qui ne se prolonge pas au delà de vingt-quatre à quarante-huit heures au plus, d'une manière sérieuse. Quelques sujets — le tiers environ — avalent même beaucoup mieux après l'opération et jusqu'à la fin de la maladie, ce qui peut s'expliquer, il me semble, par l'espèce de sidération dont le calorique a frappé les papilles du pharynx.

Mais laissons là les explications théoriques et revenons à notre sujet.

Avec le procédé de cautérisation que nous venons préco-
niser, il est possible de guérir la diphthérite confirmée, ce qui
nous est arrivé presque toujours : nous pensons, néanmoins,
qu'il convient de joindre, à cette opération chirurgicale, une
série de moyens qui ne peuvent que concourir au succès. Voici
la médication que nous avons instituée depuis quelque temps
et que nous avons employée avec avantage chez nos derniers
malades dont elle a abrégé l'affection : elle nous paraît appelée
à rendre de grands services, nous en avons, du moins, la ferme
espérance.

Aussitôt que la couenne diphthéritique tapisse un ou plusieurs points du pharynx, il faut cautériser les parties pla-
quées (1), après avoir donné au malade un vomitif, dans le but
de lui faire rejeter toutes les matières septiques et l'espèce de
virus que la déglutition souvent répétée a fait tomber dans
l'estomac (2). On doit agir ici comme dans les empoisonne-
mens, car la maladie peut devenir en quelque sorte générale
par résorption, infection, extension. Immédiatement après la
cautérisation, il convient de faire boire assez abondamment
tant que la déglutition peut s'opérer ; il ne peut qu'y avoir
avantage à donner alternativement des solutions alcalines aux-
quelles on attribue, un peu trop absolument peut-être, une
propriété spécifique (3). De 4 à 10 grammes de chlorate de

(1) C'est aussi le précepte de M. Bretonneau, que ce médecin célèbre a formulé en
ces termes : « La diphthérite tonsillaire menaçant, par son voisinage, les voies
aériennes d'une imminente invasion, réclame la médication topique la plus expéditive
et la plus complète. » (*Archives gén. de méd.*, septembre 1855, p. 266.) Ce qui ne
veut pas dire, ni pour M. Bretonneau ni pour moi, qu'il faille désespérer des malades dont l'affection est plus avancée et plus étendue.

(2) M. Bretonneau considère formellement la diphthérite comme une maladie
virulente et vésicante. (*Ibid. passim.*)

(3) Traitée exclusivement par les sels de soude et de potasse — chlorate de potasse, bicarbonate de soude — en même temps que par d'autres moyens adjuvans,
mais sans cautérisation, l'angine qui nous occupe a été plusieurs fois mortelle sous
mes yeux.

potasse, suivant les âges, et autant de bicarbonate dissous, chaque dose dans 6 décilitres environ d'eau commune, peuvent être ainsi administrés les deux premières fois par verre à vin, puis alternativement par cuillerée à bouche toutes les demi-heures.

Quand la chose est possible et praticable, un gargarisme aluminé ou aiguisé d'acide chlorhydrique doit être conseillé. Que la déglutition reste facile ou devienne impossible, que la respiration soit ou non compromise, ce qui est plus rare, il est bon de faire respirer des vapeurs d'eau de son, ou de mauve, ou de graine de lin, dans laquelle on fait jeter à peu près un verre à l'eau-de-vie d'alcool camphré et autant de vinaigre de vin par litre et demi de liquide; ces fumigations doivent avoir lieu soit directement, soit à l'aide d'une éponge trempée dans le liquide dont il vient d'être parlé, sans affubler le patient, comme cela se fait quelquefois, d'une serviette qui place la tête dans une étuve. Quand les malades qui ont les fosses nasales saines peuvent s'y prêter et comprendre, il n'est pas mal de leur faire inspirer les vapeurs médicamenteuses par le nez et de les leur faire expirer par la bouche, dans un but de prophylaxie pour les narines.

Il est utile d'ajouter à ces différentes prescriptions des compresses froides sur la tête et notamment sur le front, très souvent renouvelées pour le peu qu'il y ait de céphalalgie : des cataplasmes seront maintenus constamment froids autour du col, tandis que d'autres cataplasmes chauds simples ou sinapisés doivent envelopper les pieds et même les genoux. Des sangsues aux angles de la mâchoire inférieure, et, au besoin, la saignée générale, si les phénomènes morbides dus à la cautérisation le réclament, avec des lavemens purgatifs et les grands bains longtemps prolongés complètent la médication.

2

Toutefois, aussitôt que les malades peuvent ingérer des substances alimentaires liquides, du bouillon surtout, je leur en
prescris (1).

Cette médication méthodique et raisonnée nous paraît propre
à remplir deux indications essentielles dans une maladie du
genre de celle qui nous occupe. Elle est à la fois générale et
locale : générale par l'emploi des vomitifs, des boissons alcalines, abondantes; par les grands bains prolongés, qui pourraient, suivant les circonstances, être aussi ou toniques ou
alcalins ; par la saignée dans certains cas ; par les lavemens
vineux; par l'alimentation locale; par la cautérisation ; par les
gargarismes, les fumigations, les cataplasmes froids, les sangsues aux angles maxillaires. C'est ainsi que nous attaquons de
front la virulence égyptiaque et la plasticité d'une part et l'angine spécifique de l'autre.

Une manœuvre préalable à la cautérisation est le nettoyage
de la gorge pour enlever les lambeaux d'exsudation plastique
qui sont le moins adhérens et qui peuvent être détachés, pour
débarrasser le pharynx des mucosités qui s'y trouvent accu-
mulées, et pour toucher, avec la boule métallique, plus directement les surfaces malades, afin de ne pas risquer d'éteindre,
qu'on me passe le mot, le cautère dans les humidités de l'arrière-bouche. Vingt-quatre à trente heures après l'opération,
on doit procéder de nouveau au nettoyage guttural, d'abord
pour enlever ce qui peut être enlevé et désobstruer le gosier,
ensuite pour essayer de détacher, par le frottement, la couenne

(1) M. Bretonneau insiste particulièrement et très positivement sur l'utilité des
alimens, ou au moins des boissons alimentaires. Ne devrait-on pas, lorsqu'on ne peut
rien faire parvenir à l'estomac, employer les lavemens de vin, qu'on a préconisés dans
ces derniers temps pour d'autres cas de maladie? La médication tonique est ici
indiquée.

et les escharres ; si l'on ne réussit pas un jour, on recommence le lendemain. Quand on y parvient, on observe plusieurs fois par jour ce qui se passe. Dans le cas où les fausses membranes se reproduisent, ce qui arrive quelquefois sans que la maladie paraisse tendre à s'étaler et à se propager au voisinage, on peut cautériser de nouveau ; si c'est simplement une sécrétion pultacée, le nitrate d'argent, des gargarismes alumineux ou acidulés en font justice.

La pratique du nettoyage est aussi utile que rationnelle ; je n'ai pas besoin de m'expliquer à cet égard. Mais quand on se sert du doigt pour l'opérer — car on peut aussi employer un pinceau de toile, de charpie, d'éponge sèche, — il est prudent de protéger la phalange de l'index d'une bague métallique mince qui en embrasse toute la longueur, laissant libre la phalangine et la phalangette garnies de gros linge, parce que certains malades sont involontairement pris d'un mouvement spasmodique de la mâchoire qui peut blesser l'opérateur, ce qui arrive encore par la morsure volontaire de quelques enfans indociles et colères. Une autre précaution à prendre pour le médecin, est d'éviter avec soin la projection des mucosités gutturales sur la figure, dans la bouche ou sur les yeux, car il faut bien se pénétrer de cette vérité que la maladie est contagieuse. Par mesure de prudence, il convient de faire préparer une cuvette remplie d'eau froide vinaigrée, pour se laver immédiatement les parties qui auraient reçu les éclaboussures d'une toux convulsive ou d'un vomissement énergique, au moment de l'examen de la gorge ou de la cautérisation.

Si des plaques pseudo-membraneuses se reproduisent après l'action du cautère et la chute ou l'enlèvement des escharres, elles ne s'étendent plus, nous l'avons déjà dit, et semblent se localiser dans la partie brûlée, c'est du moins ce qui résulte de nos observations, qui attendent leur confirmation des praticiens qui voudront étudier ce sujet. Elles sont d'ailleurs peu adhérentes et peuvent se renouveler plusieurs fois, ce qui n'empêche pas les malades, vingt-quatre à trente-six heures après l'opération, de se dire mieux. A part la douleur locale qu'ils ne sentaient presque pas auparavant, ils déclarent, nous parlons des adultes, que leur santé générale est meilleure. Chez tous, le facies est plus satisfaisant, l'œil a un regard plus ferme, moins abattu, le pouls est moins déprimé, l'énergie morale moins affaissée.

La brûlure du pharynx, à l'aide de notre cautère-Mayor, nous a semblé constituer une barrière infranchissable à la diphthérite qui se propage de la bouche ou des narines au larynx. C'est une question qui mérite d'être étudiée et qui attend sa solution clinique d'un nombre plus considérable de faits que les deux ou trois cas dont l'observation m'a fourni cet aperçu. Il n'y a là, du reste, rien qui doive étonner, l'action du cautère sur la diphthérite aurait de l'analogie avec celle du vésicatoire dans l'érysipèle ; son effet serait de fixer sur place et de limiter la maladie.

Chez deux sujets qui pouvaient rendre compte de leurs sensations, les trompes d'Eustache ont été le siége de douleurs vives après la cautérisation : elles n'ont pas duré plus de deux jours, mais avec une intensité décroissante.

Quand la pseudo-membrane diphthéritique s'étend aux fosses nasales ou débute par les narines, il n'y a pas de cautérisation métallique facile de ce côté (1). On pourrait alors se

---

(1) Néanmoins voici ce qui, à la rigueur, serait peut-être praticable. Passer la sonde de Belloc successivement dans les deux narines, ramener l'extrémité mousse du mandrin hors de la bouche, y rattacher rapidement à l'aide d'un fil de chanvre fort solide une petite boule métallique très lisse et polie d'une grande capacité pour le

servir de la sonde de Belloc, attacher à l'extrémité de son mandrin ramené hors de la bouche, une lanière de toile solide ou une éponge fixée à l'aide d'un fil mince d'argent ou de platine, imbiber le linge ou l'éponge d'acide chlorhydrique, d'une solution de nitrate d'argent, d'azotate acide de mercure, de beurre d'antimoine, de teinture d'iode ou de tout autre caustique, avec la précaution d'exprimer le porte-caustique de façon à ce qu'il ne laisse rien échapper de l'agent dont il est imprégné lorsqu'il s'engage dans les narines postérieures, et cautériser ainsi les fosses nasales, opération qui pourrait, au besoin, se faire à plusieurs reprises successives, et dont la seule action mécanique peut amener au dehors des débris de plaques couenneuses.

On emploierait en même temps tous les autres moyens, cela va sans dire, que nous avons indiqués comme adjuvans.

Telle est, dans son ensemble, la méthode que nous proposons pour attaquer vigoureusement la diphthérie dans ses manifestations sus-glottiques, et qui, à en juger par nos propres succès, semble promettre une médication triomphante.

Qu'il me soit permis de mettre ici en regard de mon procédé le système curatif recommandé par M. Bretonneau.

calorique, laquelle serait creusée d'un godet pour l'adapter solidement au bout de la sonde en l'emboîtant, percée d'un trou destiné au fil qui doit la fixer et appropriée, bien entendu, aux dimensions des fosses nasales à cautériser. Cette boule, — à moins qu'on ne préfère un cylindre court, — aurait été préalablement jetée dans un liquide bouillant à 140° par exemple (eau saturée de s. carbonate de potasse) à cause de la perte de calorique pendant la manœuvre d'attache, etc; introduire dans la bouche une espèce de gorgeret ou ma spatule qui en fait l'office afin d'éviter la brûlure de la langue, placer le cautère dans le gorgeret, tirer rapidement sur le mandrin de la sonde, et lorsque le fer brûlant serait arrivé dans l'ouverture postérieure de la fosse nasale l'amener à soi, plus ou moins lentement, pour lui permettre de cautériser les tissus sur son passage. Je sais bien que les anfractuosités des narines s'opposent au contact de l'instrument dans une très grande étendue, mais si la brûlure fixe la maladie ou l'empêche de passer du côté du larynx, comme nous l'avons dit, peu importe.

Je crains que, malgré la haute autorité de ce grand praticien, le commun des médecins ne consente à employer, comme
lui, jusqu'à 32 grammes de cristaux d'azotate d'argent en solution concentrée pour guérir une angine couenneuse. La pratique de l'illustre médecin de Tours, qu'il qualifie lui-même
d'*odieuse cruauté* (1), *d'horrible traitement* (2) et qui consiste
dans l'écouvillonnement souvent répété (3) de la glotte et du
larynx dans le cas d'angine diphthéritique propagée à ce der-
nier organe, et qu'il applique également à l'angine couenneuse
bornée au pharynx, cette pratique barbare (4) et impi-
toyable (5), qui donne à la scène les proportions du plus
horrible drame (6) à cause de la suffocation convulsive et
prolongée de ceux qui la subissent, — et comment vaincre
l'indocilité des enfans ? — ne sera jamais usuelle, acceptée,
généralisée, car la grande majorité des médecins, surtout ceux
de la campagne, ne se risquera pas dans une pareille entre-
prise, qui exige du sang-froid, de la dextérité, une grande
fermeté de caractère et une position personnelle au-dessus de
la critique.

Voilà déjà bien des motifs d'y regarder à deux fois avant
d'aborder cette thérapeutique épouvantable et terrible, plus
laborieuse peut-être que la trachéotomie elle-même. Mais il
en est d'autres qui tiennent à des contradictions, du moins à
ce qui semble être des contradictions, échappées à M. Bretonneau. Je demande la permission de relever ce que je crois des

(1) *Archives gén. de méd.*, septembre 1855, page 267, dernière ligne.
(2) *Idid.*, page 270.
(3) *Ibid.*, page 269. — Jusqu'à huit cautérisations par jour
(4) *Ibid.*, page 267.
(5) *Ibid.*, page 267.
(6) *Ibid.*, page 268.

erreurs avec tout le respect qu'on doit à un maître aussi éminent.

Le procédé de M. Bretonneau a pour but de faire parvenir dans le larynx et jusque dans la trachée une solution nitrique d'argent aux 4/5 d'eau. Ecoutons-le :

« Pour le larynx, dit-il, ce taux d'activité doit paraître fort
» exagéré, mais qu'on se rassure, des précautions sont prises
» pour que cette activité, d'une importance capitale, reste
» inoffensive.

» Au moment où elle a été chargée de cette solution,
» l'éponge a été, sur le bord d'une soucoupe, pressée, essuyée,
» de manière à donner la certitude qu'elle ne laissera pas
» une goutte du liquide caustique dans les cananx bronchi-
» ques, *irrigation qui peut causer des péripneumonies tubulaires*
» *mortelles.* » Il ajoute : « J'ai appris, par de nombreuses
» expériences sur des animaux, que la substance la plus inerte,
» de la craie délayée, injectée dans la trachée et déposée
» en petite quantité dans des rameaux bronchiques, causait
» une pneumonie mortelle, même quand cette pneumonie
» n'avait pas une grande extension. Bien mieux vaut-il donc
» que la solution soit active que diffluente (1). »

Ainsi, il est bien entendu, d'après M. Bretonneau, qu'il faut éviter l'écoulement de la solution concentrée de nitrate d'argent dans la trachée et les bronches; il ne faut toucher les parties malades qu'avec une éponge essuyée, pressée, exprimée en quelque sorte du liquide qui l'imbibe, afin de cautériser, pour ainsi dire à sec, dans la crainte de pneumonies mortelles, genre d'accident redoutable, même avec des substances inertes, quand elles pénètrent plus avant que dans la

(1) *Archives*, page 267.

trachée. Ceci est explicite, formel, catégoriquement expliqué, nettement formulé.

Mais voici ce qu'on lit dans le même travail quatre à cinq pages plus loin (1) :

« Quand le mal égyptiac envahit les fosses nasales, agissez
» au lieu de parler, et faites dans les deux narines alternative-
» ment, avec une seringue de verre, dont l'extrémité mate-
» lassée doit être souple, inoffensive, une injection de solution
» de nitrate d'argent au 8me, puis au 6me, puis au 5me, et bien
» que l'injection ait reflué par la narine qui n'a pas été injectée,
» il sera bon que celle-là reçoive aussi une injection conve-
» nablement dosée, si, de son côté, il y a le moindre gonfle-
» ment des ganglions cervicaux.

» En suivant la pente de la trémie pharyngienne, la médi-
» cation accompagnera la sécrétion épispastique — c'est-à-dire
» la sécrétion fibrineuse — jusqu'aux échancrures aryténoï-
» diennes ; *elle pourra, par ces échancrures, pénétrer dans le*
» *larynx, suivre, dans les voies aériennes, la sécrétion vésicante*
» *dont elle pourra prévenir ou arrêter l'action.* »

N'y a-t-il pas dans le rapprochement de ces deux passages, contradiction flagrante ? Dans quelle hésitation ne jette-t-il pas l'esprit ? Combien de praticiens vont manquer de résolution ! Je ne nie pas les succès de M. Bretonneau, je dis seulement que son système de médication est impossible pour la très grande majorité des médecins ; il fallait en trouver un autre.

Le cautère à l'eau bouillante est exempt des périls et des tortures qu'inflige aux pauvres patiens la thérapeutique sca-breuse du célèbre médecin de Tours, dont personne n'imitera la hardiesse et la témérité. Il remplit d'ailleurs l'indication

(1) *Archives*, page 272.

servie d'abord par M. Bretonneau lorsqu'il s'adresse à une solution cautique qui soit plutôt active que diffluente : il ne menace pas de pneumonies par l'introduction d'une liqueur étrangère dans les tuyaux bronchiques ; il ne porte pas une matière toxique dans l'estomac. Je sais bien que M. Bretonneau écoute avec patience et dédain (1) les histoires lamentables d'ingestions de nitrate d'argent par bêtes et par gens, mais toujours est-il que, malgré le doute et en dépit des prétentions de l'illustre médecin, *il y a eu des histoires lamentables.* Ce n'est certes pas, avec tout ce que nous venons de dire, qu'il y a lieu d'espérer de voir la méthode curative de M. Bretonneau devenir usuelle et se vulgariser.

Y a-t-il trop de vanité de ma part à penser que mon système de cautérisation et de médication est beaucoup plus acceptable parce qu'il est plus simple, et qu'il livre au médecin des ressources qu'il trouve partout sous la main ? Puisqu'il faut agir vite et tôt, cette circonstance n'est pas indifférente. Si des hommes habiles, expérimentés, consciencieux, le soumettent sans prévention à leur savant contrôle ; si, ce que j'appelle de tous mes vœux, ils consentent à en faire l'objet d'une étude clinique sérieuse et approfondie, j'aurai touché mon but. Et si les résultats obtenus viennent justifier et légitimer ma confiance, alors je serai mille fois heureux d'avoir signalé à mes confrères les moyens d'attaquer partout et de guérir souvent, par une méthode nouvelle et à la portée de tous, une maladie cruelle qui fait l'effroi des familles et le désespoir des médecins.

Quoi qu'il en soit, le mode de cautérisation métallique, dont nous avons fait l'application à la cure de l'angine couenneuse, peut s'étendre à bien d'autres cas pathologiques. Par des

---

(1) *Archives*, page 269-70.

mains expertes et sûres, il serait sans doute utilement employé dans le croup qui n'est que l'angine pseudo-membraneuse du larynx; il ne s'agirait que de modifier la forme et le volume de l'instrument. Notre ami Valleix, si regretté, si regrettable, a inventé un scarificateur de la glotte œdémateuse, on pourrait lui emprunter quelques données; les instrumens porte-caustiques de M. Bretonneau offriraient aussi de précieuses indications pour la confection d'un cautère spécial. Je voudrais que celui-ci fût coudé, oblong, méplat, pour passer au travers de l'ouverture des cordes vocales, et disposé de telle sorte qu'il servît à cautériser les ventricules du larynx , quartier général de la sécrétion plastique du croup. Indépendamment de cette maladie, la gangrène de la bouche, les aphthes de grande dimension, la stomatite ulcéreuse pourraient recevoir une profonde modification de ce mode de cautérisation, que l'on appliquerait peut-être aussi avec avantage aux ulcérations, exulcérations, et à quelques autres états morbides du vagin et du col de l'utérus. Il serait également utilisable pour certaines fistules vésico-vaginales ou recto-vaginales, pour la fissure de l'anus, etc., etc., sans parler des plaies, des ulcères, et d'une foule d'autres lésions soit des muqueuses, soit de la peau.

C'est sans doute à Mayor que revient l'honneur de la cautérisation, ou mieux de la brûlure à l'aide de fer trempé dans l'eau bouillante, mais, si je ne me trompe, ce chirurgien célèbre n'avait songé qn'à la vésication instantanée de la peau pour remplacer l'action trop lente, dans certains cas, des cantharides, et pour suppléer à d'autres moyens vésicans qu'on n'a pas toujours à sa disposition. Il me semble qu'il y a assez loin du marteau à mon cautère, non comme instrument sans doute, c'est le même, mais comme agent spécial de thérapie dans l'angine pseudo-membraneuse. Envisagé de ce nouveau point de vue, le cautère-Mayor pourrait bien modifier un peu les applications de la pyrotechnie chirurgicale, souvent trop négligée d'ailleurs.

Vous connaissez maintenant, très cher et révéré maître, les faits, les réflexions, les considérations que j'ai voulu vous placer sous les yeux. Ma méthode a-t-elle une valeur thérapeutique réelle? J'aime à le croire et j'ai apporté des preuves à l'appui; au moins il est constant qu'elle est inoffensive, si elle est appliquée avec prudence et discernement. Les médecins distingués auxquels je l'ai succinctement exposée avant de me risquer à en faire le sujet de la lettre que je me permets de vous adresser, ces médecins, dis-je, parmi lesquels je me plais à citer M. le rédacteur en chef de l'UNION MÉDICALE, M. Bouvier chargé d'un service à l'hôpital des Enfans, mon ami M. Barth, l'ont accueillie avec une faveur de bon augure. J'ose donc espérer que vous ne refuserez pas quelque intérêt à ma communication qui, vous le voyez, n'a pas la prétention d'être un mémoire, mais tout simplement une première ébauche d'étude clinique sur le traitement de l'angine couenneuse, laissant à de plus habiles le soin de recherches que je ne puis entreprendre, sur le modeste théâtre où le sort m'a confiné.

Veuillez agréer la nouvelle assurance de mon profond respect et des sentimens affectueusement dévoués avec lesquels je suis,

Très cher et très révéré maître, votre affectionné,

DANVIN, D.-M. P.,

Médecin de l'hôpital de Saint-Pol (Pas-de-Calais),
et des épidémies de l'arrondissement.

Saint-Pol, octobre 1855.

Paris. — Typographie FÉLIX MALTESTE et Cᵉ, rue des Deux-Portes-St-Sauveur, 22.